LA PESTE BOVINE

DANS LE DÉPARTEMENT DE L'OISE

PENDANT LES ANNÉES 1870, 1871 et 1872.

PAR ERNEST DUBOS,

Vétérinaire de l'arrondissement de Beauvais, Professeur de zootechnie à
l'Institut agricole de Beauvais; Membre correspondant de la
Société nationale et centrale de médecine vétérinaire;
Secrétaire du Conseil d'hygiène et de
salubrité du département
de l'Oise.

—◇◇—

BEAUVAIS

TYPOGRAPHIE D. PERE, RUE SAINT-JEAN.

—

1873.

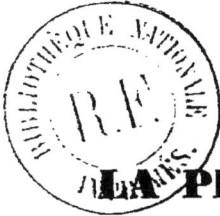

LA PESTE BOVINE

DANS LE DÉPARTEMENT DE L'OISE

PENDANT LES ANNÉES 1870, 1871 et 1872.

LA PESTE BOVINE

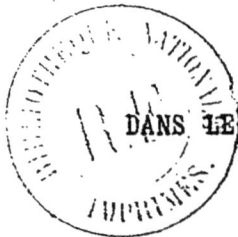

DANS LE DÉPARTEMENT DE L'OISE

PENDANT LES ANNÉES 1870, 1871 et 1872.

PAR ERNEST DUBOS,

Vétérinaire de l'arrondissement de Beauvais, Professeur de zootechnie à
l'Institut agricole de Beauvais; Membre correspondant de la
Société nationale et centrale de médecine vétérinaire;
Secrétaire du Conseil d'hygiène et de
salubrité du département
de l'Oise.

—◇—

BEAUVAIS

TYPOGRAPHIE D. PÈRE, RUE SAINT-JEAN.

—

1873.

LA PESTE BOVINE

DANS LE DÉPARTEMENT DE L'OISE.

Introduction et propagation de la peste bovine dans le département de l'Oise.

Pour quiconque s'est occupé de l'étude des maladies épizootiques et contagieuses qui, à différentes époques, ont décimé, en France, les espèces animales, il était à craindre qu'avec l'invasion étrangère ne pénétrât chez nous, comme cela a eu lieu en 1814, le fléau désigné alors sous le nom de typhus contagieux des bêtes à cornes, et appelé aujourd'hui la peste bovine. Hélas ! ces appréhensions n'étaient point exagérées. En même temps que l'armée allemande pénétrait dans le département de l'Oise, une épizootie éminemment contagieuse, compagne inséparable des convois de bestiaux qui la suivent, se communiquait aux animaux bovins appartenant aux cultivateurs des premières localités envahies.

C'est le 19 novembre 1870 que la peste bovine fut observée pour la première fois à Montagny-Sainte-Félicité, arrondissement de Senlis. Quatre vaches de l'ex-

1

ploitation agricole de M. Laurent (Isidore), cultivateur et boucher, ayant eu des communications avec des bêtes bovines accompagnant les régiments étrangers en garnison dans cette commune, ont été abattues d'office. L'autopsie de ces animaux a été faite par trois vétérinaires français et un vétérinaire allemand, en présence du commandant de place de Nanteuil-le-Haudouin. Des lésions pathologiques trouvées, il est résulté pour les experts la conviction que la maladie était la peste bovine. Deux jours plus tard, M. Congis, vétérinaire à Crépy, mandé par Mme veuve Caux (Joseph), cultivatrice à Ormoy-Villers, constatait l'existence du typhus sur une vache morte dans l'étable et chez trois autres bêtes encore vivantes.

Ainsi, malgré l'abatage immédiat des animaux malades, le fléau ne pût être vaincu. Cela s'explique, au reste, si l'on se reporte aux conditions exceptionnelles sous l'influence desquelles les autorités françaises se trouvaient pendant l'occupation prussienne. On ne saurait donc s'étonner que le 27 du même mois deux propriétaires de la même localité aient eu à payer un tribut à la terrible maladie qui devait bientôt se promener à pas lents dans toute l'étendue du département de l'Oise.

Il est donc clairement établi que la peste bovine a été importée, pour la première fois, dans notre département par des animaux faisant partie des approvisionnements de l'armée allemande, et que les premiers cas remontent au mois de novembre 1870.

Ce fait de l'importation du typhus contagieux par des animaux étrangers contaminés n'est pas le seul que nous pouvons citer. En effet, il résulte des documents officiels qu'il nous a été permis de collationner que, le 10 mai 1871, le pourvoyeur des troupes allemandes, pour les besoins de l'intendance de Chantilly, déposa dans les étables et sur les pâturages de la ferme de M. Roland, à Nanteuil, quatre-vingts têtes de bétail.

parmi lesquelles neuf animaux furent abattus. Vers les derniers jours du même mois (24 mai), le typhus décimait la vacherie de ce même M. Roland.

La peste bovine jouissant de la funeste propriété de se communiquer très-subtilement par contagion, il était à craindre qu'elle étendît son domaine. Bien qu'au début on ait fait le sacrifice des bêtes contaminées, on n'a pu néanmoins s'opposer aux apparitions ultérieures du fléau, trop de circonstances favorisant la facilité de transmission du mal : c'était non seulement l'introduction des animaux étrangers, c'était aussi les conséquences des transactions commerciales avec les départements infestés que nous avions à redouter.

Voici maintenant quelles ont été les voies d'introduction de la peste bovine dans chacun des quatre arrondissements du département de l'Oise.

1° Arrondissement de Beauvais.

Le typhus a été importé, dans l'arrondissement de Beauvais, par des animaux provenant du département de la Somme. Un marchand de vaches, M. Sangnié-Thévet, de Moreuil, vint le 10 février 1871, à Paillart, localité du canton de Breteuil, avec une bande de vaches, parmi lesquelles se trouvaient des animaux malades ou portant en eux le germe du mal. Ces vaches, pendant la période d'incubation, n'offraient dans leurs habitudes extérieures rien d'anormal. Elles séjournèrent une nuit à Breteuil, et le lendemain elles furent amenées à Beauvais. Le 12 février, cinq vaches et deux taureaux, composant l'effectif du troupeau du sieur Sangnié, ont été vendus, pour un prix assez minime, à M. Deversin, marchand de bestiaux, demeurant à Berthecourt, canton de Noailles. Le marché fut conclu dans une auberge de Beauvais, et les animaux ont été immédiatement conduits chez l'acquéreur. Celui-ci vendit ces animaux en différentes localités. Peu de temps après la livraison, la maladie apparut chez les bêtes, et le typhus fut ainsi introduit dans les cantons de Neuilly-en-Thelle, de Noailles, de Nivillers et de Creil. Ces trois cantons appartiennent aux arrondissements de Senlis et de Beauvais.

En même temps que M. Seigné-Thevet importait du département de la Somme dans l'arrondissement de Beauvais une bande de vaches contaminées, un sieur Blanchard, marchand boucher à Amiens, parcourait aussi notre contrée avec douze animaux tirés d'un pays infecté. Parti de chez lui le 8 février, Blanchard, comme Sangnié-Thévet, a séjourné à Breteuil, et deux jours plus tard il s'arrêtait quelques instants seulement devant l'auberge du sieur Fiquet, à Saint-Quentin-d'Auteuil, pour continuer ensuite sa route vers Paris. Huit jours après, le 16, M. Blanchard revint à Saint-Quentin-d'Auteuil et coucha à l'auberge du sieur Fiquet. La bande de vaches ne comptait plus que dix animaux. Aucune des bêtes ne paraissant être malade, le troupeau fut placé dans l'étable avec les vaches du maître de la maison. C'est le 22 seulement que l'aubergiste remarqua que ses animaux étaient tristes, que quelques-uns d'entre eux refusaient la nourriture. Deux vaches moururent cinq jours après, et les quatre autres furent abattues et enfouies. Par suite de l'incurie de M. Fiquet, qui, ignorant la nature de la maladie dont étaient atteints ses animaux, laissa les cadavres dans ses étables pendant plusieurs jours, la peste bovine gagna les habitations voisines et se répandit dans tout le village.

Dans le canton de Chaumont-en-Vexin, le typhus fit sa première apparition vers les premiers jours du mois de mars. Il fut apporté dans une ferme de la commune de Montjavoult par un troupeau de dix-sept jeunes bêtes bovines achetées sur le marché de Poissy.

C'est aussi par des vaches acquises en dehors du département que la peste bovine semble avoir été introduite dans le canton de Méru.

2° *Arrondissement de Clermont.*

Les 8 et 10 février 1871, MM. Sangnié-Thevet et Blanchard ayant placé dans les étables d'une auberge de Breteuil les bandes de vaches qu'ils amenaient vers Beauvais et Paris, infestèrent les animaux appartenant à l'hôtellier. D'un autre côté, une vache, achetée le 8 mars à un marchand d'Estrées-Saint-Denis et conduite le 18 du même mois à Saint Martin-Longueau, canton de Liancourt, fut abattue comme étant malade du typhus. Cette bête avait été vendue primitivement par M. Deversin, de Berthecourt, qui la tenait lui-même de M. Sangnié-Thevet.

Des animaux amenés des environs de Verberie, arrondissement de Senlis, le 23 mars, à Etouy, commune du canton de Clermont, par des marchands, infestèrent cette localité.

3° *Arrondissement de Compiègne.*

L'arrondissement de Compiègne fut primitivement infecté par suite de l'importation de vaches sorties des étables du marchand de Berthecourt, acquéreur d'une des bandes de vaches amenées du département de la Somme.

4° *Arrondissement de Senlis.*

Il résulte des renseignements que nous avons relatés précédemment que la peste bovine a été importée directement par les bœufs faisant partie des approvisionnements des troupes étrangères dans l'arrondissement de Senlis.

De ce qui précède, il devient évident que le typhus

contagieux des bêtes à cornes a pénétré dans le département de l'Oise par trois voies différentes :

1° Par des animaux de l'intendance étrangère chargée de l'alimentation des soldats prussiens ;

2° Par le commerce, qui a profité des conditions exceptionnelles faites à notre pays par la présence et la domination des ennemis pour se livrer à des transactions coupables;

3° Enfin par l'achat de bêtes bovines sur les grands marchés, et notamment à Poissy.

Examinons maintenant quelle a été la marche de l'épizootie depuis son importation dans le département de l'Oise jusqu'à sa disparition complète.

Depuis la fin du mois de novembre 1870 jusqu'au mois de janvier 1871, la peste bovine fit peu de ravages; mais à partir de cette date, elle est signalée dans nos quatre arrondissements. Pouvait-il en être autrement? Non, assurément, puisque l'administration était entre des mains étrangères peu soucieuses des intérêts de notre agriculture, et que la peste bovine, dont il est, en toutes circonstances, difficile d'entraver la marche, trouvait une grande facilité de propagation. Aussi, agrandit-elle sans peine la scène de ses funestes exploits.

L'épizootie sévissait dans un grand nombre de localités quand l'administration du département fut remise, en avril 1871, à un fonctionnaire français. Il était de toute impossibilité, quelle qu'ait été la sévérité des mesures prescrites, d'arrêter tout à coup la marche du fléau. Aussi voyons-nous l'épizootie progresser et sévir avec une grande vigueur pendant les mois de mai, juin, juillet et août. Puis les cas deviennent plus rares ; le typhus semble être cantonné dans un petit nombre de localités; mais voici que tout à coup par suite de transactions commerciales illicites, il est de nouveau importé chez nous par des animaux venus d'un département voisin. Grâce à l'énergie des mesures de police sanitaire édictées par M. le Préfet de l'Oise, le fléau est circonscrit, et vers la fin de l'année la maladie semble avoir tout à fait cessé ses ravages.

Vers le milieu du mois de janvier 1872, une recrudescence du mal se manifesta. Cette fois encore, l'ennemi acharné du fléau, M. le Préfet de l'Oise, prescrivant des mesures de plus en plus sévères, et peut-être mieux secondé dans ses vues par les agents locaux, se rendit promptement maître de l'hydre qui voulait relever la tête.

Depuis plusieurs mois on ne parlait plus de la peste bovine dans le département de l'Oise, et les cultivateurs se rassuraient, quand l'épizootie fut signalée dans la commune de Saint-Léonard, arrondissement de Senlis. Cette fois encore la maladie était importée par des animaux bovins achetés sur un champ de foire dans un département voisin. L'abatage immédiat des bêtes malades et de celles ayant eu des communications avec les vaches infectées mit à néant ce nouvel effort de l'épizootie agonisante.

Ainsi, circonstance assez curieuse, le fléau est venu expirer dans l'arrondissement même où il a fait sa première apparition. Depuis le mois de juin 1872, aucun cas de peste bovine n'a été officiellement constaté.

Telle a été la marche suivie par l'épizootie contagieuse, pendant une durée de vingt mois dans le département de l'Oise.

Causes de la peste bovine dans le département de l'Oise.

Bien que les causes occasionnelles de la peste bovine soient connues et qu'aucune d'elles n'ait été spéciale à notre département, nous croyons cependant devoir nous arrêter un instant sur quelques-unes d'entre elles, qui nous paraissent avoir eu la plus grande importance dans la propagation de la maladie.

Plusieurs fois, grâce à l'énergie des mesures sanitaires éditées par M. Choppin, préfet de l'Oise, les progrès de l'épizootie ont été combattus avec succès; et plusieurs fois aussi la maladie a repris de l'intensité. S'il en a été ainsi, c'est que des transactions commerciales se sont faites clandestinement et que le parcours des animaux bovins avait lieu la nuit. L'étude des apparitions nouvelles du typhus amena à reconnaître que les localités infectées se trouvaient le plus ordinairement situées sur la limite du département; d'où cette conséquence rationnelle que les bêtes bovines introduites des départements limitrophes étaient les propagateurs du mal. Pour les cultivateurs dont les habitations sont sur les confins de notre département, il est avéré que des bandes de vaches ont été amenées nuitamment en suivant, non pas les grandes routes, mais les chemins de traverse; que les animaux prenaient ici et là leur nourriture sur des pièces de verdure où l'on conduisait ensuite les vaches du pays. Ce qui donne à cette assertion une grande valeur, c'est que depuis le jour où tout transport de bestiaux, autres que ceux destinés à la boucherie, et ce transport avait lieu par les voies ferrées, a été interdit, on a vu diminuer peu à peu les apparitions de la peste. En temps d'épizootie grave et contagieuse, l'autorité ne saurait donc trop insister sur l'interdiction des transactions commerciales, dès le début du mal, dans un département.

La peste bovine est une des maladies dont les modes de propagation sont nombreuses et subites; on ne saurait trop s'attacher à les faire connaître aux populations rurales. La contagion médiate est surtout à redouter. Pour nous, et cela résulte des observations que nous avons faites pendant toute la durée de l'épizootie dans notre contrée, la personne qui approche les animaux malades n'est pas à l'abri de servir d'intermédiaire à la contagion, bien qu'elle ait changé de vêtements; il faut de plus, et cette précaution est presque toujours négligée, qu'elle s'attache à la propreté de ses chaussures quand elle sort de l'étable infectée ; mieux vaut qu'elle les quitte avant de rentrer au logis. Ces chaussures empreintes des excréments, deviennent des agents très-actifs de la transmission du mal. Ce fait s'explique facilement. Les différents organes qui composent l'appareil digestif sont le siége de lésions graves ; depuis la face interne des lèvres jusqu'à l'anus, la membrane muqueuse présente une vive inflammation et des ulcérations. Du moment où il est introduit dans la bouche jusqu'à sa sortie du corps sous forme de féces, l'aliment est en contact immédiat avec les tissus malades ; il renferme entre ses molécules l'agent contagifère ; il entraîne parfois même avec lui, en quittant le rectum, des fausses membranes. Les déjections, devenues liquides, exhalent une odeur infecte, ayant quelque chose de caractéristique pour quiconque a visité des étables infestées ; ces excréments, qu'ils soient solides ou liquides, attachés aux chaussures des domestiques chargés d'approcher les animaux pestiférés, laissent des traces humides sur le sol de l'habitation, et les personnes qui ne s'occupent que des bêtes saines, marchant sur ces empreintes, attachent aussi à leurs pieds des débris excrémentitiels qu'ils transportent innocemment sur la litière des vaches placées dans des étables encore vierges de la maladie. Cette litière flairée, quelquefois même consommée par les animaux, devient une cause de la propagation de la peste. Ainsi s'explique comment il arrive que presque toujours, dans une exploitation agricole où les bêtes bovines sont placées en différentes étables, alors que l'une de ces étables est infectée, les vaches de l'autre habitation finissent par être également contaminées. Nous pouvons, à l'appui de notre opinion, citer plusieurs exemples où la propagation du typhus a été évitée en faisant suivre très-exactement les prescriptions relatives à la propreté des chaussures.

Plusieurs fois la peste bovine a été apportée dans les

communes, et notamment à l'abattoir public de la ville
de Beauvais, par des bêtes grasses, achetées au marché
de La Villette. Les animaux, assurément, ne paraissaient
pas être malades quand ils arrivaient à ce marché, on.
les considérait comme bien portant à leur départ ; quel
ques jours après cependant, le typhus se déclarait chez
eux. L'état d'incubation du mal est donc une circonstance fâcheuse qui permet la propagation de l'épizootie.
Pour les bêtes qui arrivent directement aux abattoirs
des villes, l'inconvénient est peu grave; mais si plusieurs bœufs sont achetés par un marchand boucher
d'une petite localité dont l'étal est peu achalandé, il en
est tout autrement. Afin d'éviter les frais de voyage, ce
boucher se fournit d'un certain nombre de têtes de bétail;
il abat au fur et à mesure de ses besoins, de telle sorte
que certaines des bêtes amenées de La Villette restent
parfois plusieurs semaines à l'étable. Cette stabulation
plus ou moins prolongée laisse à la maladie le temps
d'apparaître, et, comme la vigilance du boucher n'est
pas ordinairement très-grande pour éviter que le mal
se propage aux animaux des cultivateurs, ses voisins,
son habitation devient un véritable foyer miasmatique.
Les choses se sont passées ainsi en différentes communes,
et notamment à La Bosse, canton du Coudray-Saint-
Germer.

Comme le marché de La Villette est un centre auquel
viennent s'approvisionner les bouchers qui habitent
dans un certain rayon autour de Paris, il est fâcheux
que de ce centre soient sortis des animaux contaminés.
Cependant on ne saurait, en temps d'épizootie typhoïde,
fermer ce marché sans créer un grand obstacle au commerce d'une denrée alimentaire de première nécessité.
L'alimentation serait alors difficile, surtout dans les
départements voisins de la capitale. Est-il un moyen de
concilier les avantages et les inconvénients qu'offre le
marché de La Villette ? L'Angleterre, en 1865, alors que
la peste bovine faisait chez elle de trop nombreuses

victimes, a pris un parti que l'on pourrait peut-être adopter en France. Cette mesure consiste à ne vendre dans le grand marché que des animaux faits, c'est-à-dire la viande provenant de bêtes abattues chez les herbagers. Une fois cette pratique adoptée on verrait que les craintes que ce système peut soulever sur la qualité de la viande ainsi transportée sont sans fondement, et que les bœufs qui viennent, même en chemin de fer; du pays de production à La Villette, et qui vont ensuite de ce marché à leur dernière destination, ne donnent pas à l'abattoir une viande meilleure que celle qui a été convenablement transportée du pays de l'engraissement au marché central, et de celui-ci à l'étal du boucher où elle est détaillée.

Il est une autre cause qui n'a pas peu contribué à favoriser la propagation du mal, cause contre laquelle les cultivateurs de notre contrée ne pouvaient se prémunir. C'est l'apport fait chez eux des rations de viande destinées à l'alimentation des soldats étrangers. Que cette denrée fut obtenue des bœufs amenés d'Allemagne ou bien qu'elle ait été acquise par l'autorité allemande de fournisseurs français, elle n'offrait dans l'un et l'autre cas aucune garantie de provenance innocente. En dehors des bêtes réquisitionnées dans les étables saines, l'intendance prussienne avait besoin, surtout après l'armistice, de s'adresser aux marchands français. Parmi ceux-ci il s'en est trouvé qui achetaient clandestinement à vil prix et faisaient abattre sur place, des animaux malades dont ils vendaient la viande avec grand bénéfice aux fournisseurs des soldats ennemis. Chaque Prussien portait dans son logement sa ration quotidienne.

Dans les villages, toutes les servantes de ferme ne font pas preuve d'une grande propreté ni de beaucoup de précautions. C'est à ces femmes qu'était confié le soin de faire la cuisine des Prussiens et de soigner aussi les bêtes de l'étable. Maintes fois nous avons trouvé sur le fumier de la cour des débris de viande fraîche jetés en pâture aux chiens ; des os qui, en considération de leur trop fort volume, eussent tenus trop de place dans la marmite ; et c'est sur ce même tas de fumier que les vaches séjournaient pendant le temps nécessaire pour vider l'étable. Ajoutons encore que les servantes, après avoir touché cette viande de provenance souvent inconnue, étaient appelées à traire les vaches et à leur donner la provende; elles devenaient, en un mot, à chaque instant et bien innocemment sans doute, des occasions d'importation ou de propagation de la peste bovine dans des exploitations agricoles dont les propriétaires, prudents et soigneux, s'efforcaient de fermer l'entrée de leur vacherie au fléau épizootique.

Enfin, il a été parfois impossible d'expliquer comment la maladie a pu pénétrer dans certaines exploitations agricoles. L'apparition de la peste bovine dans une localité jette l'épouvante chez tous les propriétaires de bestiaux ; chacun alors demeure chez soi ; la porte de la ferme est fermée aux étrangers à la maison, aux mendiants; les réunions de famille cessent elles-mêmes, et, malgré ces précautions on voit souvent, quelques semaines après l'invasion du fléau dans une commune, le mal apparaître çà et là dans des étables bien gardées. Impossible alors aux cultivateurs d'expliquer comment la contagion a pu s'être effectuée. Ne peut-on pas admettre, contrairement à l'opinion de M. Renault, que dans les localités infestées depuis un certain temps, l'air s'imprègne de miasmes contagifères et ces miasmes, tenus en suspension dans l'atmosphère, pénètrent pendant l'acte de la respiration dans les poumons des animaux. Cette opinion, basée sur une simple supposition de notre part, mérite, nous le croyons du moins, d'être prise en considération. Une étude réfléchie des faits qui se sont produits pendant la durée de la peste bovine en France, permettra peut-être de découvrir si ce mode de transmission de la maladie existe réellement.

De la durée de l'incubation de la peste bovine.

Jusqu'alors les auteurs qui ont écrit sur le typhus des
bêtes à cornes ont assigné à la période de l'incubation
de cette maladie une durée de huit à dix jours. Cette
limite nous semble être trop courte. Très-souvent, dans
notre contrée, après vingt et même vingt et un jours, à
partir du dernier cas de peste dans une étable de ferme
ou dans un village, le fléau est apparu de nouveau sans
qu'on ait reconnu aucune cause récente d'importation ;
de telle sorte qu'il faut, pour être dans le vrai, porter
à près d'un mois la durée de l'incubation.

Cette observation a pour conséquence d'amener à
reconnaître que le séquestre placé sur les animaux d'une
exploitation agricole ou d'une localité infestée ne saurait être levé avant un laps de temps qui ne sera pas
inférieur à la durée extrême de la période de l'incubation.

Types sous lesquels s'est montré le typhus dans le département de l'Oise.

Y a-t-il un typhus malin et un typhus bénin? Les faits
observés dans le département de l'Oise nous ont amenés
à nous poser cette question.

Pendant les premiers mois qui suivirent l'apparition
de la peste bovine dans l'arrondissement de Beauvais,
les animaux malades présentaient les symptômes cara-
téristiques d'une affection revêtant un type aigu. A
peine l'animal cessait-il de manger, qu'on remarquait
en lui des signes extérieurs anormaux très accusés. Nous
citerons comme tels : les tremblements aux fesses et en
arrière des coudes : la tête tendue sur l'encolure et des

mouvements saccadés de cette partie du corps. Quelques
heures après, c'était l'injection fort intense des conjonctives, le jetage par les narines, le bruit de cornage, les
plaintes accompagnant l'accélération de la respiration ;
la couleur violacée avec plaies de la muqueuse du vagin ;
de la membrane qui tapisse la face interne des lèvres;
œdème sur la région des reins, puis dans toute la su-
perficie du corps ; la mort enfin succédait à une prostra-
tion générale. La durée de la maladie était de trois à
quatre jours.

Vers le mois de juillet, l'épizootie, toujours aussi rapide dans la voie de sa propagation, commença à se
traduire par des signes extérieurs moins aigus et la mortalité fut moins fréquente. Voici quelle marche suivit le
typhus sur le plus grand nombre des sujets.

Toux sèche se faisant entendre pendant plusieurs
jours; frottement convulsif des dents molaires supé-
rieures sur les inférieures ; dégoût des aliments solides,
appétit diminué, et enfin inappétence complète; taris-
sement de la secrétion du lait. A ces symptômes géné-
raux succédaient des symptômes spéciaux à la maladie :
injection des conjonctives, jetage peu abondant par le
nez, légères plaies à la face interne des lèvres : colora-
tion rouge du vagin avec traces d'ulcérations superfi-
cielles, en un mot tous les symptômes, mais moins ac-
centués que chez les bêtes sur lesquelles la marche de
la maladie était rapide. En même temps s'élevaient autour des lèvres, à la base des oreilles, sur la peau des
mamelles, et à la partie postérieure des fesses, quelquefois même sur toute la surface de la peau, des pustules nombreuses sans auréoles inflammatoires. Dans l'es-
pace de quelques heures ces pustules passaient de la période de suppuration à la période de desquammation ;
la peau des mamelles, celle du raphé, ne formait plus
qu'une plaque couverte de croûtes. Sur le corps, ces
croûtes étaient si nombreuses qu'en passant la main à
rebrousse-poil on faisait sortir une poussière grisâtre

très abondante; on eût pu croire que la peau n'avait pas été nettoyée depuis très longtemps. La présence de ces pustules était un signe presque certain d'une guérison rapide, surtout si les animaux étaient tenus chaudement, Dès que les premiers cas de guérison furent connus, les propriétaires ne se hâtèrent plus de faire à l'autorité les déclarations exigées par la loi; ils attendirent un jour ou deux afin de connaître si l'éruption pustuleuse aurait lieu. C'est ainsi qu'il nous a été possible de trouver dans les nombreuses missions qui nous ont été confiées par M. le Préfet, des animaux guéris dans beaucoup d'étables, et ce fait n'a pas peu contribué à déterminer la résistance que nous avons trouvée quand nous voulions faire abattre les bêtes bovines atteintes du typhus au début.

Il est à remarquer que les vaches chez lesquelles il y avait éruption cutanée, étaient aptes à communiquer le typhus, même sous le type malin aux autres bêtes de l'étable; aussi arriva-t-il souvent que, dans l'espoir de sauver un ou deux animaux, on infectait toutes les vaches de la ferme et même celles des habitations voisines. Chacun voulant préférer son intérêt privé à l'intérêt général, il devenait difficile de contraindre les propriétaires à faire le sacrifice des bêtes pour la guérison desquelles ils avaient quelque espoir.

Le chiffre des guérisons survenues à la suite d'éruption pustuleuse cutanée s'est élevé dans certaines communes à 45 et même à 50 pour cent.

Ainsi à Therdonne, dans une vacherie se composant de dix-huit bêtes, trois animaux seulement ont été abattus; les autres, chez lesquels l'éruption cutanée s'est montrée, ont parfaitement guéri. A Ons-en-Bray, pays d'herbages, où l'on compte en hiver six cents têtes de bétail environ, plus de la moitié des animaux malades ont été sauvés; non pas que ces animaux aient été soumis à un traitement spécial, mais parce que les propriétaires ne faisaient leurs déclarations à l'autorité locale qu'alors qu'ils étaient certains que les boutons n'apparaîtraient pas. A Auxmarais, même résultat a été obtenu chez plusieurs particuliers.

En présence de ces faits, que faudrait-il conclure ? Y a-t-il, ainsi que nous le disions tout à l'heure, un typhus malin et un typhus bénin ? Ce que nous pouvons assurer, c'est que nous avons observé en différentes localités, et souvent dans la même exploitation agricole, la peste bovine sous le type méchant et la même affection sous la forme bénigne. Nous ajouterons, afin d'être exacts, que parfois l'affection qui, débutée sous une forme bénigne et a pardonné aux premières bêtes malades, n'a pas tardé à revêtir sur d'autres la forme maligne et aurait eu pour conséquence la mort des animaux s'ils n'eussent été prématurément abattus.

Assurément l'éruption de pustules cutanées sur la peau des vaches malades du typhus n'est pas un fait nouveau. Déjà elle a été signalée par les auteurs qui se sont tout spécialement occupés de l'étude de cette maladie à différentes époques et dans des pays étrangers; nous n'aurions donc pas insisté sur cette particularité, si nous n'avions à y ajouter cette observation que, chez le plus grand nombre des animaux, l'éruption pustuleuse cutanée a été un indice de guérison rapide. Au fur et à mesure en effet, que le travail éliminatoire se faisait, les bêtes malades semblaient moins souffrir, l'appétit revenait et la guérison était complète après quelques jours. Seulement, et ce fait a de la gravité, pendant la convalescence, ces êtres privilégiés jouissent de la funeste propriété de communiquer la peste aux animaux sains, et parfois sous un type moins indulgent que celui qu'elles ont présenté.

Du Pronostic.

Le pronostic à porter sur la peste bovine varie avec la forme sous laquelle elle se présente.

Quand les animaux sont franchement attaqués, que les symptômes se succèdent avec rapidité, l'économie entière est le siége de lésions pathologiques qui ne sauraient pardonner, les malades arrivant promptement à un but fatal. Dans ce cas, le pronostic est toujours fàcheux, et l'abatage des animaux est le meilleur moyen pour éviter la propagation du fléau. Mais alors que le typhus se présente sous le type bénin, qu'au début la peau semble vouloir devenir le siége d'une éruption pustuleuse, le pronostic doit être moins absolu, puisque dans la majorité des cas la guérison survient.

Cette différence entre les deux types sous lesquels s'est présentée chez nous la même maladie permet, dans l'intérêt de l'agriculture et aussi dans celui du Trésor public, qui est obligé de faire d'énormes sacrifices pour le paiement des indemnités accordées par la loi aux propriétaires victimes de l'épizootie, de consentir parfois à moins de sévérité, et néanmoins il faut agir avec une grande circonspection, et ne tolérer la conservation des bêtes malades que dans des circonstances tout-à-fait exceptionnelles. Ainsi, dans les fermes éloignées de toute habitation, il peut être possible de laisser à la maladie bénigne le temps de suivre sa marche, et de n'arriver à l'occision générale qu'autant que le fléau prend une forme maligne. Cette tolérance se conçoit encore dans les hameaux écartés de la commune, pourvu que toutes les étables soient prises en même temps. En un mot, il est des circonstances dans lesquelles la conservation des bêtes atteintes du typhus sous la forme bénigne peut être accordée, et cela parce que le pronostic n'est pas grave, et parce qu'aussi les animaux sont placés dans des conditions telles qu'ils ne peuvent, même pendant la durée de leur convalescence, propager la maladie.

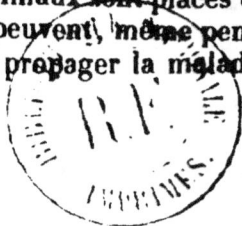

Des conditions hygiéniques et atmosphériques favorables ou défavorables à la propagation de la peste bovine.

Suivant certains vétérinaires, les conditions hygiéniques au milieu desquelles les animaux se trouvent placés, ont une grande influence sur le développement et la transmission de la peste bovine. Les bêtes sorties des étables infestées, a-t-on écrit, pour être placées en plein air dans les pâturages ou laissées au piquet dans les bois, ne tombent point malades. À l'appui de cette opinion on a même cité quelques faits.

Les idées nouvelles, surtout quand elles tendent à détruire la sévérité des mesures administratives et qu'elles favorisent les intérêts privés, sont acceptées avec enthousiasme; elles se propagent plus vite que les raisonnements sages et réfléchis. Ce prétendu moyen préventif et curatif, publié au moment même où l'épizootie était dans toute sa force, a été tellement pris au sérieux par les cultivateurs de notre contrée, qu'il devenait parfois très-difficile de faire exécuter les prescriptions de police sanitaire édictées par l'autorité. Tel est toujours le grave inconvénient qui surgit alors que, sur de rares exceptions observées dans le cours d'une maladie épizootique, on veut établir une règle générale.

De ce que des bêtes ayant séjourné plus ou moins longtemps dans des vacheries infestées ne sont pas tombées malades, faut-il conclure que la peste bovine n'est point contagieuse? Assurément non; trop de faits prouvent le contraire. De même parce que des animaux que la cohabitation ou le contact avec des pestiférés pouvaient faire considérer comme contaminés, n'ont pas été malades dans les pâturages où ils ont été conduits, il n'est pas logique d'affirmer sans réserve que le moyen de soustraire les bêtes suspectes aux effets du virus typhique, c'est de les placer au grand air, soit dans les pâturages, soit dans les bois. En effet, comment prouver qu'il n'en eût point été ainsi, si on eût amené ces mêmes bêtes de l'étable infectée dans un local vierge encore de la maladie, dans un local où l'air n'avait pas été vicié par les produits de la respiration et par les émanations fournies par les déjections. Enfin, n'est-il pas reconnu aujourd'hui que certains tempéraments sont réfractaires à l'action des virus contagieux? Il y a des chevaux qui, après être restés à l'écurie ou au travail avec des chevaux morveux, sont néanmoins toujours demeurés sains. Est-ce que toutes les vaches d'une étable dans laquelle règne la péripneumonie contagieuse en sont atteintes? Nous avons entendu des propriétaires dire que telle et telle vache, voisine d'une bête sacrifiée comme atteinte de la peste, n'avait éprouvé qu'une très-légère indisposition, caractérisée par une diminution de l'appétit pendant une journée seulement.

Mais, ne demandons pas au raisonnement seul ce qu'il y a de fondé dans l'opinion trop hâtivement proclamée de l'efficacité du séjour au grand air contre le développement et la transmission du typhus; interrogeons aussi les faits observés sur une vaste scène. Quand, en octobre 1871, nous avons trouvé la peste bovine à Ons-en-Bray, notre premier soin a été, après l'abatage des trois bêtes appartenant au cultivateur, de demander au maire de la commune que les animaux qui se trouvaient dans les herbages, s'ils n'étaient rentrés immédiatement, y demeurassent jusqu'après l'extinction de l'épizootie dans la localité, et que les vaches tenues en stabulation ne puissent sortir. Voici donc deux catégories d'animaux placés dans des conditions hygiéniques tout-à-fait opposées : la stabulation complète et l'état de liberté sans entrave. Eh bien! le typhus s'est également montré sur les vaches de l'une et de l'autre de ces deux catégories. Un fait entre autres est celui-ci : M. Roucoux-Leroux, le plus fort herbager d'Ons-en-Bray, avait tous ses bes-

tiaux à la pâture. Ses herbages, éloignés du village,
sont isolés ; cependant, un mois après la première cons-
tatation de la maladie dans le pays, la peste s'est dé-
clarée parmi ses animaux. A Therdonne, canton de Nivillers, des vaches placées sous un hangar ouvert à tous
les vents, après le premier cas de typhus signalé dans
l'étable, n'en n'ont pas moins été malades. Dans une
autre maison du même village, un animal est atteint ; le
propriétaire, de conduire furtivement sa vache au milieu
d'un bosquet, et de l'y laisser et le jour et la nuit. Qua-
rante-huit heures après, la bête était morte. Une se-
conde vache tombe malade dans la même étable ; elle ne
quitte pas sa place, elle guérit. Nous pourrions rapporter d'autres faits semblables, si nous ne pensions que
les précédents suffisent pour faire ressortir le peu de
valeur de l'assertion émise par des observateurs trop
pressés de tirer une conclusion de quelques faits isolés.
Le typhus, quand il a pris possession de l'économie
animale, se manifeste toujours, quelle que soit la condition hygiénique dans laquelle l'animal se trouve placé,
qu'il soit tenu en stabulation ou qu'il demeure en liberté
au pâturage. Qu'on dise que les troupeaux dans les herbages sont moins exposés que ceux enfermés dans les
étables d'une localité infestée, à contracter la maladie
régnante, nous l'admettons. En effet, ces animaux res-
pirent un air plus pur ; ils sont surtout moins exposés
aux causes nombreuses qui transportent le mal par contagion. Ce n'est donc pas la stabulation qui favorise la
propagation du fléau ; ce n'est pas non plus le séjour au
grand air qui garantit les vaches. De fausses opinions
émises à la légère portent obstacle à l'exécution des mesures sanitaires reconnues utiles par l'autorité ; elles
plaisent aux intéressés autant qu'elles nuisent à leurs
intérêts.

Les saisons, les variations atmosphériques ont-elles
de l'influence sur la manifestation et la marche du fléau?
Cette question est facile à résoudre. Examinons en effet

les dates relatées dans les documents statistiques officiels que nous coordonnons plus loin, et nous arrivons
à cette conclusion que le typhus, depuis sa première
apparition chez nous, a fait chaque mois des victimes
jusquà la date de sa disparition. Que le temps ait été
froid, qu'il ait été chaud ; que l'atmosphère fût humide
ou sèche, la maladie a toujours régné. Les variations
dans le nombre des animaux malades, dans celui des
localités infestées, étaient les conséquences, non pas des
saisons, mais du soin ou de la négligence apportés à
l'exécution des mesures sanitaires prescrites ; et si nous
voyons, à certaines époques de l'année, des recrudes-
cences du mal, ce fait doit être rapporté, ainsi que nous
l'avons dit déjà, à des introductions d'animaux malades
venus d'un département voisin, et non pas aux saisons
et aux variations atmosphériques.

Police sanitaire.

Le 2 mars 1871, c'est-à-dire aussitôt que la première
apparition de la peste bovine fut signalée dans une commune rurale et à l'abattoir public de Beauvais, M. le
maire de cette localité prit de suite, sur notre indication,
des mesures de police sanitaire. Ces mesures, puisées
aux documents publiés par ordre du Ministre de l'agriculture, en 1865, alors que le typhus exerçait des ravages en Angleterre et pouvait pénétrer en France, ont
été transmises, malgré les difficultés de communication
occasionnées par l'occupation prussienne, à MM. les administrateurs des communes de l'arrondissement.
Grâce à cette vigilance, l'existence de la maladie contagieuse a été portée à la connaissance des propriétaires
de bestiaux, qui se sont de suite mis en garde contre
l'invasion du fléau. Un peu plus tard, lorsque la direc-
tion du département a été confiée à un fonctionnaire

français, M. le Préfet s'est empressé de prescrire à ses administrés les moyens les plus efficaces pour s'opposer à la transmission du mal.

Nous nous garderons bien d'analyser les mesures édictées par M. Choppin, préfet de l'Oise, dans la crainte d'en troubler la lucidité d'exposition et d'affaiblir l'intérêt des considérations qui en font ressortir l'utilité. Nous renvoyons donc au Recueil des Actes administratifs du département de l'Oise, dans lequel les différents arrêtés sont rapportés *in extenso*. Nous ne saurions cependant passer sous silence la création des commissaires cantonaux chargés d'être les intermédiaires entre les maires des localités infestées et l'autorité départementale. Cette création a puissamment contribué à anéantir les fâcheux effets des considérations personnelles trop fréquentes dans les campagnes. Elle a rendu plus prompte et plus facile la mise en pratique des moyens à l'aide desquels on arrive à éteindre l'épizootie. Nous ferons aussi une observation qui a trait à l'application des mesures générales.

Une affection contagieuse, quel que soit le département où elle apparaît, demande, pour être entravée dans sa marche, l'emploi de mesures sanitaires générales. Ces mesures doivent être les mêmes pour toutes les localités où le fléau se montre, en réservant les modifications à y apporter suivant les localités aux administrateurs placés à la tête des départements. Il y a ainsi unité d'action générale ; dès lors les fraudes sont d'autant plus rares que la vigilance des agents est plus active. Il devient difficile de déplacer les animaux contaminés, dans le but de se soustraire à l'application de telles ou telles conditions sévères d'un département dans un autre où l'on est plus tolérant. Ainsi, pour nous faire bien comprendre, nous croyons que lors de l'existence d'une affection contagieuse qui nécessite l'interdiction des foires et marchés et même l'interdiction des ventes de bestiaux entre particuliers habitant des localités différentes ; les mesures prescrites par l'autorité supérieure doivent être simultanément mises à exécution dans tous les départements infestés. S'il en eût été ainsi, la peste bovine qui, vers le milieu de l'année 1871, était en voie de décroissance dans l'Oise, n'aurait pas pris une nouvelle intensité par suite de l'introduction chez nous de bêtes bovines achetées sur certains marchés du département de Seine-et-Oise, alors que nos foires et marchés ne se tenaient plus depuis longtemps déjà. Assurément, ce fait ne se serait pas produit si les centres commerciaux du bétail eussent été fermés à la même époque, par ordre supérieur, dans tous les départements limitrophes. Ne vaudrait il pas mieux gêner le commerce pendant quelque temps dans une certaine étendue de la France, que de courir la chance de voir une épizootie s'étendre sur tout le territoire ?

En un mot, notre observation se résume ainsi : lors de l'existence d'une maladie contagieuse, grave comme la peste bovine, la péripneumonie chez les bêtes à cornes, la clavelée sur les moutons, etc., etc,.. les mesures sanitaires générales sont efficaces à la condition qu'elles sont en même temps mise en pratique partout. Les mesures secondaires seules peuvent être modifiées suivant les circonstances par les administrateurs chargés de les prescrire.

De la viande provenant des animaux malades du typhus.

La question de l'usage de la viande provenant de bêtes bovines atteintes du typhus, pour l'alimentation de l'homme, a été étudiée depuis longtemps, et son innocuité est aujourd'hui reconnue. Aussi n'avons-nous pas à nous en occuper; nous dirons seulement un mot de la conservation des chairs des animaux abattus à une pé-

riode avancée de la maladie. L'inspection que nous
sommes chargés de faire chaque jour à l'abattoir public
de la ville de Beauvais, où l'on introduit de la viande du
dehors, nous a engagé à chercher si la peste bovine
n'apporte pas dans les muscles des modifications physiques que l'œil peut apercevoir, et si la viande typhique
conserve aussi longtemps ses qualités que celle tirée des
bêtes saines. Pour atteindre le but que nous nous étions
proposé, nous avons pris des morceaux de filet provenant, l'un d'un animal bien portant, l'autre d'une bête
malade abattue par effusion de sang et travaillée comme
une bête de boucherie. Les deux morceaux de viande,
de même poids, ont été placés dans les mêmes conditions de conservation pendant quatre jours. A cette
époque, aucune différence, soit dans la couleur, soit
dans l'odeur, n'était appréciable entre les deux morceaux.

Pareille expérience répétée plusieurs fois nous ayant
donné le même résultat, nous sommes autorisés à penser
que le typhus n'agit pas sur les propriétés physiques de
la viande, et qu'il n'est pas possible, à la simple inspection des chairs, de reconnaître si elles proviennent
d'un animal malade.

De ce que la viande obtenue des bêtes bovines atteintes
de la peste au début, peut-être livrée à la consommation
sans danger pour la santé de l'homme, s'ensuit-il que le
débit puisse en être autorisé en toutes circonstances ?
Nous ne le pensons pas ; aussi, pendant la durée de
l'épizootie ; nous sommes-nous scrupuleusement attachés à ne laisser entrer à l'abattoir de Beauvais aucun
animal malade et n'avons-nous reçu de viande faite
que celle apportée des localités non infestées, ainsi
que le constataient les certificats délivrés par les maires.
Nous agissions ainsi parce que c'est aux étaux des bouchers de Beauvais que chaque samedi, jour de marché,
les habitants des villages voisins viennent chercher leur
provision pour la semaine. Si l'on eût toléré l'abattage

d'animaux malades, on eût ainsi donné des occasions nombreuses de transporter avec cette viande la peste bovine dans des localités où elle n'existait pas. Nous pensons que la viande obtenue des bêtes abattues au début du typhus peut-être livrée à la consommation de l'homme, mais seulement dans les grands centres de population où toute denrée entrée en ville est consommée sur place; qu'il doit en être autrement alors que les villages voisins viennent s'approvisionner à la ville.

Du repeuplement des étables infestées.

Le 26 février 1871 mourut, dans une des bouveries de l'abattoir public de la ville de Beauvais, quelques heures après son arrivée, une vache dont le mauvais état de santé avait échappé à l'homme chargé de la garde des animaux. L'autopsie, faite immédiatement, permit de reconnaître les lésions de la peste. Deux vaches, voisines de la première, succombèrent également le lendemain; quant aux autres animaux de l'étable encore sains, ils ont été de suite sacrifiés et débités dans les étaux des bouchers leurs propriétaires. L'administration municipale, informée de ce fait, a fait exécuter, sur notre indication et sous la surveillance de M. Gilles, préposé en chef de l'octroi et directeur de l'établissement, la désinfection de l'établissement. Les moyens employés se résument ainsi :

Enlèvement et enfouissement de la litière; creusement du sol dans une profondeur de 15 centimètres; remplissage avec de la marne fortement tassée; grattage des auges, puis lavage à l'eau bouillante avec addition d'alun, blanchiment à la chaux des murs de face et de côté à une hauteur de 1 mèt. 70 cent.; fumigations à l'acide phénique, 200 grammes.

La bouverie, de construction récente en briques, a

une longueur de 14 mètres, sa largeur est de 7 mètres et sa hauteur de 3 mètres, par conséquent, son cube est de 294 mètres; le plafond est voûté en briques. Ce local est resté fermé pendant trois semaines, il est demeuré ensuite ouvert pendant huit jours. L'aération s'est faite à l'aide de deux portes et de trois petites fenêtres. Les portes, à deux ventaux, ont une hauteur de 2 mètres 40 cent. et une largeur égale à 1 mètre 60 cent. Elles sont situées de telle sorte qu'un courant d'air a pu être établi dans l'appartement. Chacune des trois fenêtres a une hauteur de 2 mètres 40 cent. et une largeur de 1 mètre 60 cent.

Un mois après l'enlèvement des bêtes malades et après l'emploi des moyens de désinfection, le local fut de nouveau garni d'animaux venus, soit du marché de La Villette, soit des localités voisines de Beauvais. Certaines des bêtes introduites restèrent, il est vrai, quelques jours seulement dans la bouverie, mais plusieurs y demeurèrent quinze jours. Aucun accident typhique n'a été constaté.

Deux bœufs achetés au marché de La Villette ont été introduits, le 2 janvier 1872, à l'abattoir de Beauvais. De ces deux animaux, l'un fut placé dans la bouverie précédemment infestée et assainie; l'autre fut mis dans une étable encore vierge de l'épizootie régnante. Quelques jours après leur arrivée, ces bœufs présentèrent les premiers symptômes du typhus. Le séjour des bêtes malades dans les deux seules bouveries de l'établissement occasionna un grand embarras à M. le directeur de l'abattoir qui ne pouvait dès lors placer les bœufs destinés à la consommation que dans des compartiments isolés. Il fallut donc, pour remédier le plus promptement possible à cet état de gêne, procéder de suite à la désinfection des deux étables. Les moyens employés furent identiquement ceux précédemment choisis. Un mois après, on put mettre impunément des animaux dans les deux bouveries.

Ainsi, à l'abattoir de Beauvais, où deux fois les étables ont été infestées par l'introduction de bêtes bovines portant en elles la peste à l'état d'incubation, on est arrivé à purifier ces locaux assez facilement et on a pu, après un mois, les rendre à leur destination habituelle.

Voyons si ces mêmes précautions ont été aussi efficaces ailleurs. A Ons-en-Bray, commune où les habitants se livrent à la fabrication du beurre, qu'ils portent chaque mardi à Gournay, ou bien s'adonnnent à l'engraissement à l'herbage, la population bovine était très-élevée au moment où le typhus s'est déclaré dans la localité. Il nous a donc été facile d'étudier les résultats obtenus par les procédés de désinfection des étables employés sur la recommandation de l'autorité. Afin de ne pas trop multiplier les faits, nous choisirons parmi les nombreux cultivateurs qui ont été tributaires de l'épizootie celui qui possédait la vacherie la plus peuplée et les vaches les plus belles. M. Roucoux, herbager au hameau de Compostel, annexe d'Ons-en-Bray, avait, lorsqu'il a ramené ses bêtes à l'étable par suite d'un cas de typhus qui s'est déclaré le 23 octobre 1871 sur une vache de son troupeau, tenu jour et nuit aux pâturages, des animaux dont la valeur moyenne s'élevait à 600 fr. Chez cet herbager, la nourriture est forte, les pâturages sont plantureux, les vaches font beaucoup de sang; aussi la peste bovine s'est-elle présentée dans son exploitation sous le type malin. Une fois entré dans cette ferme, la maladie ne tarda pas à se propager à toutes les bêtes qui furent successivement abattues dès le début du mal et livrées à la vente à la criée à Paris.

Les mesures sanitaires employées pour assainir les étables sont celles auxquelles on a recours à l'abattoir de Beauvais, seulement, M. Roucoux n'a pas fait usage de l'acide phénique, il a choisi les fumigations obtenues d'un mélange d'hypochlorite de chaux solide et d'acide sulfurique à parties égales. C'est le 6 janvier 1872 que le dernier cas de maladie a été constaté, et le 29 février suivant M. Roucoux rentrait dans ce même local un taureau qu'il avait placé chez son père dès l'apparition du fléau dans sa commune. Il amena également chez lui, le 14 mars, une génisse et deux beudons qui étaient demeurés chez un de ses voisins pendant toute la durée de l'épizootie.

Ce qui a eu lieu chez M. Roucoux s'est passé aussi chez un assez grand nombre de cultivateurs sans qu'aucun accident ait été la conséquence de l'entrée des animaux dans des logements préalablement désinfectés ainsi que nous venons de le relater.

Il résulte donc des faits détaillés ci-dessus, qu'un mois après la mise en pratique des moyens de désinfection bien choisis et bien appliqués, on a pu, sans inconvénient, placer des bêtes saines dans des locaux ayant renfermé des animaux atteints de la peste bovine.

Repeuplement des herbages dans lesquels des bêtes bovines mortes ou abattues ont été enfouies.

Dans la majorité des cas, les animaux morts de la peste bovine ou abattus au début de la maladie ont été enfouis en des endroits éloignés de toute habitation et de tout pâturage sur les indications des autorités locales. Des barrages placés autour des fosses communes empêchent l'approche aux vaches qui pourraient s'égarer. En ces circonstances, les mesures étaient prises pour que la contagion ne puisse avoir lieu pendant le transport des cadavres. Mais il a fallu parfois creuser les trous ou dans les pâtures infestées ou dans des pièces de terre devant plus tard fournir un pâturage temporaire à des animaux bovins. Les gaz qui s'échappent des cadavres et qui peuvent, en filtrant à travers les pores du sol, se répandre dans l'air, sont-ils aptes à

'communiquer la maladie après un certain laps de temps?
Voici ce que nous avons observé sur ce sujet :

M. Jouy-Dubus, marchand de vaches à Saint-Aubin,
est propriétaire et locataire de grands herbages situés
sur le territoire d'Ons-en-Bray. La peste bovine fut
observée, le 23 octobre 1871, sur des animaux placés
dans un de ces enclos attenant à la ferme. Quatre
bœufs, dont un mort du typhus et trois autres abattus
comme étant atteints de la même maladie à un degré
très-avancé, ont été enfouis dans l'enclos où ils pâtu-
raient. La fosse, creusée selon les prescriptions des
arrêtés préfectoraux, avait deux mètres de profondeur;
Les cadavres ont été recouverts d'une couche de chaux
et de la terre extraite pour creuser le trou. Vers le
milieu du mois d'avril 1872, c'est-à-dire six mois plus
tard, la place où les bêtes ont été enterrées, fut entourée
d'un barrage en tout semblable à celui employé dans
la contrée pour clôturer les herbages, puis des vaches
ont été mises sur la pâture. Bien que les bêtes n'aient
pu aller sur la fosse, il leur a cependant été possible de
passer leur tête entre les barres pour prendre l'herbe
sur cet emplacement; elles ont respiré les effluves qui
peut-être se sont exhalés de la fosse. Néanmoins, malgré les journées de fortes chaleurs, aucun cas de typhus
ne s'est déclaré parmi les animaux.

A Therdonne, localité où la peste bovine a fait un
grand nombre d'apparitions pendant deux mois consé-
cutifs, un cultivateur, soit par ignorance des prescriptions de l'autorité, soit par négligence, a enterré ses
animaux à moins d'un mètre de profondeur. Une odeur
de putréfaction cadavérique indiquait aux passants les
lieux d'enfouissement. On n'a remédié à cet inconvénient qu'en accumulant de la terre pour former tertre
au-dessus des fosses. Aucune contagion n'a été la conséquence de ce fait. Sans doute d'autres infractions aux
mesures de police sanitaires ont été commises sans que
l'administration en ait eu connaissance, et dans aucun

cas ces négligences n'ont eu pour conséquence la propagation de la maladie.

De ce qui précède, il résulte que la peste bovine n'a pas été propagée et n'est pas réapparue par suite de l'action méphitique de gaz s'échappant des fosses renfermant les cadavres d'animaux morts de l'épizootie. Est-ce à dire pour cela qu'il ne faille pas prendre, ainsi qu'on l'a généralement fait, de grandes précautions pour l'enfouissement des bêtes ? Non, certes ; seulement nous constatons que la profondeur des fosses (2 mètres), la couche de chaux jetée sur les corps, et l'accumulation de la terre extraite du trou nous semblent suffire pour éviter tout danger après un laps de temps assez long pour que les chairs soient décomposées, sinon entièrement du moins en grande partie.

Des fumiers provenant des étables infestées.

La transmission de la peste bovine trouve un auxiliaire très-puissant dans les matières fécales des animaux malades. Les excréments solides, liquides, à une période plus ou moins avancée de la maladie, et toujours infectes, imprègnent la litière qu'ils transforment en fumier, d'où s'échappent des miasmes contagifères. On ne saurait donc, en temps d'épizootie, prendre des précautions trop minutieuses pour annihiler les fâcheux effets de ces détritus, c'est pour atteindre ce but que l'on a recommandé l'enfouissement de la litière avec les cadavres, dans des fosses spéciales d'où ils pourront être extraits plus tard sous forme de terreau. Cette pratique est-elle sans inconvénient ? Le transport des fumiers des étables infestées dans la plaine à travers les rues des villages, ne peut-il pas offrir une voie à la propagation de la maladie ? N'est-il pas possible de rapporter à cette cause les apparitions de l'épizootie dans des exploitations agricoles en quelque sorte séquestrées au milieu du pays, par suite de minutieuses précautions sévèrement exécutées ?

Nous n'avons cru devoir conseiller l'enlèvement du fumier, et son transport immédiat avec les cadavres, qu'alors que dans l'étable infectée il ne se trouvait qu'une seule tête de bétail, ainsi que cela se rencontre dans les petits ménages. Alors l'animal mort et le fumier de l'étable, étaient portés dans un véhicule fermé sur ses côtés ; au-dessus on plaçait une couche épaisse de paille et la quantité de chaux nécessaire pour recouvrir le cadavre dans la fosse ; enfin, les parois de la voiture étaient aspergées d'eau phéniquée.

Dans les grandes exploitations agricoles, là où le nombre des bêtes bovines est assez élevé, nous avons adopté une autre ligne de conduite. Il fallait surtout éviter les trop nombreuses occasions de répandre le mal, occasions qui se répétaient aussi souvent qu'un animal mourait. Pour cela nous avons conseillé dans les grandes fermes de faire, dans la cour même, des composts avec les fumiers tirés de l'étable, au fur et à mesure que la maladie faisait des victimes. Ces composts étaient ainsi composés : à la partie inférieure, c'est-à-dire sur la portion du sol où le tas devait être assis, dans un endroit aussi éloigné que possible de la vacherie et de la bergerie, et à l'abri des courants d'air, on étendait un lit assez épais de terre ; au-dessus, on mettait une couche de fumier, puis de la chaux ; parfois aussi des cendres de tourbe. La couche la plus superficielle et les côtés du tas étaient humectés avec de l'eau phéniquée. Pour compléter le tas, on suivait la même méthode après chaque abatage ou chaque mort d'animaux. La masse de compost restait sans qu'on s'en occupât, jusqu'à ce que la fermentation fût complète. Ce n'est qu'après plusieurs mois , et quand la maladie n'existait plus dans la localité, que cet engrais était transporté dans la plaine. Cette pratique n'a donné lieu à aucun accident.

Il y a, dans l'adoption de ce procédé, avantage pour les cultivateurs. Ils ne sont pas privés du fumier nécessaire pour amender leurs terres ; ils trouvent à leur disposition de l'engrais qui est d'autant plus précieux en temps d'épizootie, que le nombre des animaux diminue en raison du chiffre de la mortalité et de l'impossibilité de remplacer le bétail. Le fumier enfoui avec les cadavres ne saurait être utilisé, et celui placé dans des fosses spéciales demande un long séjour pour être converti en terreau.

Les faits que nous venons de rapporter se sont passés sous nos yeux ; ils n'ont eu aucune conséquence fâcheuse. Puissent-ils avoir assez de valeur pour coopérer à éclaircir certains points, encore trop peu connus, de l'histoire de la peste bovine, tel est notre désir.

PESTE BOVINE.

DÉPARTEMENT DE L'OISE.

DOCUMENTS STATISTIQUES 1870-1871-1872.

ARRONDISSEMENT DE BEAUVAIS.

COMMUNES	DATES de l'existence de l'épizootie.	Nombre des bêtes abattues malades ou suspectes.	POPULATION bovine.
CANTON D'AUNEUIL (20 communes).			
Auneuil...............	Avril, mai.......... 1871	30	745
Auteuil...............	Février, mars........ —	56	280
Beaumont-les-Nonaims.	Juillet............ .... —	4	262
Berneuil..............	Déc. 1871, janvier.... 1872	47	424
La Houssoye...........	Avril 1871	2	178
Ons-en-Bray...........	Octobre, nov., déc.... —	303	854
Rainvillers...........	Mars, avril.......... —	16	199
Saint-Paul............	Mai, octobre........ —	11	258
(8 communes.)	Total.....	466	3,200

Population bovine du canton...... 5,396
Perte 14.56 pour cent.

CANTONS DE BEAUVAIS (11 communes).

Beauvais.............		3	»
Goincourt............	Juin 1871	12	159
Saint-Martin-le-Nœud..	Juin, juillet, août.... —	55	322
(3 communes.)	Total.....	70	481

Population bovine { canton nord-est, 8 communes.. 1,515
                  { — sud-ouest, 3 communes.. 1,032
                                                2,547

Perte 14.55 pour cent.

CANTON DE CHAUMONT (37 communes).

Boubiers..............	Mai, juin 1871	38	251
Boutencourt..........	Décembre............ —	20	163
Fresnes-Léguillon......	Décembre............ —	4	244
Liancourt-Saint-Pierre..	Mai, juin, novembre.. —	27	233
Lierville..............	Juin................. —	5	81
Monneville...........	Décembre............ —	2	219
Montjavoult..........	Mars................ —	17	380
Reilly................	Avril .... —	3	108
(8 communes.)	Total.....	113	1,679

Population bovine du canton..... 6,761
Perte 6.73 pour cent.

COMMUNES.	DATES de l'existence de l'épizootie.	Nombre des bêtes abattues malades ou suspectes.	POPULATION bovine.
CANTON DU COUDRAY-SAINT-GERMER (18 communes).			
Flavacourt............	Mai, novembre....... 1871	46	188
Labosse..............	Octobre , novembre... —	21	351
Le Vaumain..........	Novembre, décembre.. —	8	259
Saint-Aubin en-Bray...	Novembre........... —	9	461
(4 communes.)	Total.. ...	84	1,259

Population bovine du canton...... 5,809
Perte 6.67 pour cent.

CANTON DE FORMERIE (23 communes).

Pas de cas de peste bovine.
Population bovine du canton........ 6,564

CANTON DE GRANDVILLIERS (23 communes).

Le Hamel............	Juillet............... 1871	1	132
Saint-Thibault........	Décembre........... —	32	388
(2 communes.)	Total.....	33	520

Population bovine du canton...... 4,275
Perte 6.34 pour cent.

CANTON DE MARSEILLE (19 communes).

La Neuville-sur-Oudeuil.	Décembre........... 1871	8	83
Libus	Mai................ —	1	237
Milly..............	Juin, juillet, août.... —	25	477
(3 communes.)	Total......	34	797

Population bovine du canton...... 3.417
Perte 4.26 pour cent.

CANTON DE MÉRU (20 communes).

Amblainville.........	Mars, juill. 1871, janv. 1872	73	355
Andeville............	Décembre........... 1871	28	84
Chavençon..........	Décembre 1871, janvier 1872	21	73
Corbeil-Cerf.........	Décembre....... 1871	1	39
Esches.............	Décembre........... —	3	141
Hénonville..........	Mars............... —	1	60
Ivry-le-Temple....	Octobre............ --	1	302
Méru	J'', nov., déc. 1871, janv. 1872	38	197
(8 communes.)	Total.......	166	1,251

Population bovine du canton...... 3,134
Perte 13.26 pour cent.

COMMUNES.	DATES de l'existence de l'épizootie.	Nombre des bêtes abattues malades ou suspectes.	POPULATION bovine.

CANTON DE NIVILLERS (21 communes).

COMMUNES.	DATES	Nombre	POPULATION
Bresles...............	Mars 1871	27	261
Fouquerolles..........	Mars, avril.......... —	11	85
Guignecourt..........	Janvier 1872	1	86
Therdonne...........	Août, sept., nov., déc.. 1871	73	217
(4 communes.)	Total......	112	649

Population bovine du canton...... 4,059

Perte 17.25 pour cent.

CANTON DE NOAILLES (22 communes).

COMMUNES.	DATES	Nombre	POPULATION
Berthecourt...........	Février, août........ 1871	18	170
Hermes..............	Décembre........... —	13	79
La Chapelle-Saint-Pierre	Mars................ —	1	80
Le Déluge...........	Nov., déc. 1871, janv... 1872	28	138
Silly................	Juin, juillet......... 1871	49	194
(5 communes.)	Total.....	109	661

Population bovine du canton. 3,350

Perte 16.49 pour cent.

CANTON DE SONGEONS (28 communes).

COMMUNES.	DATES	Nombre	POPULATION
Crillon..............	Avril 1871	3	190
Hannaches...........	Déc. 1871, janv., fév., mars 1872	12	548
Saint-Quentin-des-Prés..	Mars................ 1871	3	777
Senantes.............	Mai, octobre, novembre, décemb. 1871, janv. 1872	59	987
Wambez	Décembre........... 1871	46	205
(5 communes.)	Total.....	123	2,707

Population bovine du canton...... 8,522

Perte 1.51 pour cent.

ARRONDISSEMENT DE CLERMONT.

COMMUNES.	DATES de l'existence de l'épizootie.	Nombre des bêtes abattues malades ou suspectes.	POPULATION bovine.
CANTON DE BRETEUIL (23 communes).			
Ansauvillers	Janvier 1872	4	255
Bacouel	Août, septembre 1871	7	53
Beauvoir	Avril —	5	184
Breteuil	—	15	238
Chepoix	Juillet, août —	10	143
Vendeuil-Caply	Mars —	6	268
(6 communes.)	Total	47	1,141
Population bovine du canton 3,321			
Perte 4.11 pour cent.			
CANTON DE CLERMONT (24 communes).			
Avrechy	Novembre 1871	4	172
Avrigny	Novembre —	60	60
Bulles	Décembre —	2	250
Clermont	Août —	36	44
Erquery	Novembre —	25	65
Etouy	Janvier —	35	158
Lamécourt	Décembre —	2	87
La Neuville-en-Hez	Avril —	6	66
Rémérangles	Août —	35	82
(9 communes.)	Total	213	976
Population bovine du canton 10,836			
Perte 21.82 pour cent.			
CANTON DE CREVECŒUR (20 communes).			
Auchy-la-Montagne	Mars, décembre 1871	3	254
Crevecœur	Juin, juillet —	32	315
La Chaussée	Décembre —	6	173
(3 communes.)	Total	41	742
Population bovine du canton 3,210			
Perte 5.52 pour cent.			
CANTON DE FROISSY (17 communes).			
Froissy	Février, mars 1871	5	186
Population bovine du canton 3,021			
Perte 2.69 pour cent.			

COMMUNES.	DATES de l'existence de l'épizootie.	Nombre des bêtes abattues malades ou suspectes.	POPULATION bovine.

CANTON DE LIANCOURT (23 communes).

Liancourt.............	Nov , déc 1871, janv.. 1872	15	23
Mogneville............	Novembre...... 1871	4	51
Nointel...............	Août................. —	3	201
Rantigny.............	Juillet, août. ... . --	18	57
Verderonne	Novembre, décembre.. —	5	42
(5 communes)	Total......	45	374

Population bovine du canton...... 1,768
Perte 12.03 pour cent.

CANTON DE MAIGNELAY (21 communes).

Le Frétoy	Septembre............ 1871	5	137
Ménévillers...........	Juillet .... —	4	87
Sains-Morinvillers......	Mai................. —	1	125
(3 communes.)	Total.....	10	349

Population bovine du canton. 2,514
Perte 2.86 pour cent.

CANTON DE MOUY (11 communes).

Bury.................	Décembre............ 1871	3	208
Saint-Félix.	Mars............ ... —	3	111
(2 communes.)	Total.....	6	319

Population bovine du canton...... 1.235
Perte 1.87 pour cent.

CANTON DE SAINT JUST-EN-CHAUSSÉE (30 communes).

Catillon..............	Janvier 1872	4	170
Fumechon............	Mai................. 1871	2	91
Wavignies.	Mai.. .... —	32	188
(3 communes.)	Total.....	38	449

Population bovine du canton... .. 3,711
Perte 8.16 pour cent.

ARRONDISSEMENT DE COMPIÈGNE.

COMMUNES.	DATES de l'existence de l'épizootie.	Nombre des bêtes abattues malades ou suspectes.	POPULATION bovine.
	CANTON D'ATTICHY (20 communes).		
	Pas de cas de typhus.		
	Population bovine du canton...... 1 789		
	CANTON DE COMPIÈGNE (12 communes).		
Compiègne............	Octobre............. 1871	3	984
Jaux.................	Juin................. —	2	266
Saint-Sauveur.........	Octobre............. —	7	74
Venette..............	Mars .... —	1	289
(4 communes.)	Total.....	13	1,613
	Population bovine du canton...... 1 475 (1)		
	Perte 0.80 pour cent.		
	CANTON D'ESTRÉES-SAINT-DENIS (18 communes).		
Arsy.................	Mars................. 1871	2	97
Chevrières...........	Juin, juillet.......... —	22	255
Estrées-Saint-Denis....	Mars................. —	4	137
Fayel...............	Juin................. —	6	58
Houdancourt.........	Décembre........... —	2	86
Lachelle.............	Juin, juillet, août.... —	45	258
Remy...............	Juin, juillet......... —	13	315
(7 communes.)	Total.....	94	1,206
	Population bovine du canton....... 3,532		
	Perte 7.79 pour cent.		
	CANTON DE GUISCARD (20 communes).		
Berlancourt..........	Mars................. 1871	4	72
Ognolles....	Décembre........... —	5	67
Quesmy.............	Juillet .... —	2	64
(3 communes.)	Total.....	11	203
	Population bovine du canton...... 1,498		
	Perte 5.41 pour cent.		

1 Ce recensement indique probablement la population bovine après la disparition de l'épizootie.

COMMUNES.	DATES de l'existence de l'épizootie.	Nombre des bêtes abattues malades ou suspectes.	POPULATION bovine.
CANTON DE LASSIGNY (22 communes).			
Elincourt-Ste-Marguerite	Juillet 1871	4	142
Lagny	Mars................. —	3	116
Mareuil-la-Motte.......	Juillet, août 1871, fév.. 1872	3	114
(3 communes.)	Total.....	10	372

Population bovine du canton...... 4,801
Perte 2.68 pour cent.

COMMUNES.	DATES		
CANTON DE NOYON (23 communes).			
Beaurains.............	Février, mars, avril... 1871	7	58
Caisnes	Mars................. —	1	84
Mondescourt..........	Décembre............. —	4	67
Noyon	Juillet, septembre, déc. —	24	336
Varesnes.............	Juillet .... —	1	142
(5 communes.)	Total. ...	37	687

Population bovine du canton...... 2,257
Perte 5.38 pour cent.

COMMUNES.	DATES		
CANTON DE RESSONS-SUR-MATZ (24 communes).			
Marigny-sur-Matz......	Avril, septembre...... 1871	4	92
Orvillers-Sorel........	Décemb. 1871, janvier. 1872	6	200
Ressons-sur-Matz......	Juin................. 1871	2	152
(3 communes.)	Total.....	12	444

Population bovine du canton....... 2,859
Perte 2.70 pour cent.

COMMUNES.	DATES		
CANTON DE RIBÉCOURT (18 communes).			
Carlepont	Février............... 1871	1	122
Chevincourt..........	Octobre.............. —	2	86
Dreslincourt.........	Juillet .... —	1	102
Ribécourt	Octobre.............. —	1	83
(4 communes.)	Total........	5	393

Population bovine du canton...... 534
Perte 1.27 pour cent.

ARRONDISSEMENT DE SENLIS.

COMMUNES.	DATES de l'existence de l'épizootie.	Nombre des bêtes abattues malades ou suspectes.	POPULATION bovine.
CANTON DE BETZ (25 communes).			
Acy-en-Multien........	Novembre, décembre.. 1871	38	78
Bargny..............	Août................ —	6	66
(2 communes.)	Total........	44	144
Population bovine du canton...... 2,196 Perte 30.55 pour cent.			
CANTON DE CREIL (19 communes).			
Chantilly..............	Août................ 1871	4	71
Mello..............	Août................ —	4	6
Saint-Leu-d'Esserent...	Décembre............ —	5	211
Thiverny..............	Novembre............ —	1	46
(4 communes.)	Total........	14	334
Population bovine du canton...... 1,539 Perte 4.19 pour cent.			
CANTON DE CRÉPY (25 communes).			
Béthancourt..........	Décembre............ 1871	22	23
Crépy..............	Mars, avril.......... —	36	179
Feigueux..............	Mars................ —	45	72
Gilocourt..........	Mars................ —	5	42
Ormoy-Villers........	Novembre............ —	37	73
(5 communes.)	Total........	145	389
Population bovine du canton...... 2,388 Perte 37.27 pour cent.			
CANTON DE NANTEUIL-LE-HAUDOUIN (19 communes).			
Baron..............	Mars................ 1871	25	195
Ermenonville........	Octobre, novembre.... —	29	75
Montagny-Ste-Félicité..	1870, nov., déc. —	50	130
Nanteuil-le-Haudoin ...	Août................ —	11	106
Ognes..............	Mars................ —	4	42
Silly-le-Long........	Décembre............ —	9	192
Versigny.....	Mars................ —	10	163
(7 communes.)	Total........	138	903
Population bovine du canton...... 1,981 Perte 15.28 pour cent.			

COMMUNES.	DATES de l'existence de l'épizootie.	Nombre des bêtes abattues malades ou suspectes.	POPULATION bovine.
CANTON DE NEUILLY-EN THELLE (15 communes).			
Balagny-sur-Thérain...	Novembre, décembre.. 1871	28	65
Boran..	Novembre, décembre.. —	58	117
Morangles............	Mars................ 1872	11	62
Neuilly-en-Thelle......	Mars, déc. 1871, janv.. —	21	150
Ully-Saint-Georges.....	Août................ 1871	7	333
(5 communes.)	Total........	125	727

Population bovine du canton...... 1,898
Perte 17.19 pour cent.

CANTON DE PONT-SAINTE-MAXENCE (13 communes).

Raray................	Décembre........... 1871	11	76

Population bovine du canton...... 1,258
Perte 13.15 pour cent.

CANTON DE SENLIS (17 communes).

Barberie............	Décembre........... 1871	47	122
La Chapelle-en-Serval..	Février............. 1872	13	57
Montlévêque..........	Juin................ —	7	71
Saint-Léonard........	Mai	3	28
Senlis..............	Décembre 1871, juin.. —	24	223
(5 communes.)	Total........	94	501

Population bovine du canton... .. 1.570
Perte 18.76 pour cent.

RÉCAPITULATION PAR CANTON.

CANTONS.	Nombre des Communes infestées dans chaque Canton.	Nombre des Bêtes abattues malades ou suspectes.	Total de la population bovine dans les localités infestées dans chaque Canton.	Perte pour cent.
ARRONDISSEMENT DE BEAUVAIS.				
Auneuil................	8	466	3,200	14.56
Beauvais...............	3	70	481	14.55
Chaumont..............	8	113	1,679	6.73
Coudray-Saint-Germer....	4	84	1,259	6.67
Formerie.........(6,564)	»	»	»	»
Grandvilliers............	2	33	520	6.34
Marseille...............	3	34	797	4.25
Méru	8	166	1,251	13.26
Nivillers...............	4	112	649	17.25
Noailles.	5	109	661	16.49
Songeons	5	123	2,707	4.54
	50	1,310	13,204	9.92
ARRONDISSEMENT DE CLERMONT.				
Breteuil................	6	47	1,141	4.11
Clermont............	9	213	976	21.82
Crevecœur.	3	41	742	5.52
Froissy.................	1	5	486	2.68
Liancourt	5	45	374	12.03
Maignelay..............	3	10	349	2.86
Mouy..................	2	6	319	1.87
Saint-Just-en-Chaussée...	3	38	449	8.46
	32	405	4,536	8.92
ARRONDISSEMENT DE COMPIÈGNE.				
Attichy...........(1,789)	»	»	»	»
Compiègne..........	4	13	1,613	0.80
Estrées-Saint-Denis......	7	94	1,206	7.79
Guiscard...............	3	11	203	5.41
Lassigny...............	3	10	372	2.68
Noyon.	5	37	687	5.38
Ressons-sur-Matz........	3	12	411	2.70
Ribécourt	4	5	393	1.27
	29	182	4,918	3.70

CANTONS.	Nombre des Communes infestées dans chaque Canton.	Nombre des Bêtes abattues malades ou suspectes.	Total de la population bovine dans les localités infestée dans chaque Canton.	Perte pour cent.
ARRONDISSEMENT DE SENLIS.				
Betz....................	2	41	144	30.55
Creil...................	4	14	334	4.19
Crépy..................	5	145	389	37.27
Nanteuil-le-Haudouin....	7	138	903	15.28
Neuilly-en-Thelle........	5	125	727	17.19
Pont-Sainte-Maxence.....	1	14	76	13.15
Senlis..................	5	94	501	18.76
	29	571	3,074	18.57
RÉCAPITULATION GÉNÉRALE. — ARRONDISSEMENTS DE				
Beauvais................	50	1,310	13,204	9.92
Clermont................	32	403	4,536	8.92
Compiègne..............	29	182	4,918	3.70
Senlis..................	29	571	3,074	18.57
Total général......	140	2,468	25,732	9.59

Des documents statistiques précédents, il résulte que :

1° La peste bovine, introduite dans le département de l'Oise le 19 novembre 1870, ne s'est définitivement éteinte qu'en mai 1872 ;

2° Elle a fait des apparitions dans 140 communes ;

3° Le nombre des victimes s'est élevé à 2,468 têtes ;

4° Sur 34 cantons dont se compose le département, 32 ont payé un tribut à l'épizootie. Deux seulement (celui de Formerie, arrondissement de Beauvais, et celui d'Attichy, arrondissement de Compiègne) n'ont point été visités par le fléau ;

5° Le nombre des victimes étant de 2,468 têtes, le chiffre total de la perte s'est élevé à 856,396 francs. Nous prenons, pour établir ce chiffre, la valeur moyenne afférente aux bêtes bovines dans le département de l'Oise, d'après le tableau général fourni par le *Journal de l'Agriculture pratique)* ;

6° La mortalité a été en moyenne de 9.92 pour cent de la population bovine des localités infestées.

Le vétérinaire de l'arrondissement de Beauvais,

Ernest Dubos.

BEAUVAIS. — TYPOGRAPHIE D. PÈRE, RUE SAINT-JEAN.